AF297023

UN CHAPITRE

DE THÉRAPEUTIQUE THERMALE.

TRAITEMENT HYDRO-MINÉRAL

DE LA CHLOROSE

ET DE SES COMPLICATIONS,

Par le Dr V. AUPHAN,

LAURÉAT DE L'ACADÉMIE IMPÉRIALE DE MÉDECINE,
MÉDECIN-INSPECTEUR DES EAUX D'EUZET, MEMBRE CORRESPONDANT
DE LA SOCIÉTÉ D'HYDROLOGIE MÉDICALE DE PARIS.

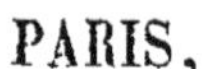

PARIS,

J. B. BAILLIÈRE ET FILS,

Libraires de l'Académie impériale de Médecine,
rue Hautefeuille, 19.

1864.

UN CHAPITRE

DE THÉRAPEUTIQUE THERMALE.

TRAITEMENT HYDRO-MINÉRAL

DE LA CHLOROSE

ET DE SES COMPLICATIONS,

Par le Dr V. AUPHAN,

LAURÉAT DE L'ACADÉMIE IMPÉRIALE DE MÉDECINE,

MÉDECIN–INSPECTEUR DES EAUX D'EUZET, MEMBRE CORRESPONDANT

DE LA SOCIÉTÉ D'HYDROLOGIE MÉDICALE DE PARIS.

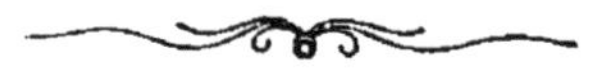

PARIS,

J. B. BAILLIÈRE et FILS,

Libraires de l'Académie impériale de Médecine,
rue Hautefeuille, 19.

1864.

IMPRIMERIE DE J. MARTIN, A ALAIS.

Toutes nos stations hydro - minérales françaises sont connues; presque toutes ont eu leur historien autorisé, et depuis quelques années on a vu se produire une grande quantité de monographies sérieuses, dans lesquelles sont appréciées avec vérité les vertus thérapeutiques des eaux minérales dont elles traitent.

Mais le médecin des villes, celui qui peuple de ses clients nos divers établissements thermaux ne peut pas évidemment connaître toutes ces monographies, les comparer entre elles, en apprécier la valeur, etc., ses études spéciales n'ayant point été dirigées de ce côté.

Aussi lui arrive-t-il bien souvent de se laisser guider dans le choix d'une eau minérale, un peu par les convenances du malade, un peu par ses sympathies, beaucoup aussi, il faut bien le reconnaître, par les vertus thérapeutiques que l'on attribue à telle ou telle source. Mais, dans l'état actuel et sauf pour quelques maladies bien étudiées par nos hydrologistes, notamment pour la phthisie pulmonaire, il ne saurait pouvoir saisir toutes les indications et contrindications, et choisir la source qui convient le mieux, je ne dirai pas à une maladie déterminée, mais à tel ou tel malade. M. Durand-Fardel et MM. Pétrequin et Socquet ont comblé en partie la lacune que nous venons de signaler, en donnant dans leurs écrits un véritable traité de thérapeutique hydro-minérale.

Toutes les années la Société d'hydrologie, sorte de congrès permanent, composé de nos plus éminents hydrologistes, ajoute une assise de plus à l'édifice déjà commencé de cette thérapeutique thermale encore si mal connue, et qui ne pourra guère se compléter que par le concours de tous les médecins qui s'occupent sérieusement de l'étude des eaux minérales. Simple ouvrier au milieu de cette phalange d'architectes habiles, j'ai voulu aussi apporter ma pierre à l'édifice.

HISTORIQUE.

Lᴀ plus grande incertitude a régné jusqu'à ces derniers temps sur la nature intime de la chlorose. Et cependant, par sa fréquence, par la persistance de ses manifestations, par le nombre infini de ses complications « elle domine tellement la pathologie de la femme que le médecin qui ne saura pas reconnaître cette affection échouera souvent dans le traitement des maladies des femmes. » (Trousseau et Pidoux, *traité de thérapeut.*, tome I, page 13.) Néanmoins elle n'a guère commencé à être étudiée, comme une maladie particulière, que vers le milieu du 16ᵉ siècle, par Joannis Langius qui, dans sa 21ᵉ lettre, la désigne sous le nom de *morbus virgineus.* Varandé, professeur à l'école de Montpellier, est le premier à lui donner le nom de *chlorose*, qu'il prétend avoir trouvé dans Hippocrate.

Trop d'opinions ont été émises sur la nature de cette maladie pour que nous puissions les passer toutes en revue; il nous suffira d'examiner les principales.

Il est une chose digne de remarque, c'est que la plupart des anciens médecins qui se sont occupés de la chlorose, font jouer dans cette maladie un rôle important au système nerveux.

Parmi eux nous citerons Baillou, Sydenham, Astruc, Cullen, Pinel, etc., et plus tard Cabanis, Pierre Franc, Roche, etc., qui pensent que la chlorose doit être attribuée à une sorte d'asthénie utérine entraînant à sa suite l'aménorrhée ou la dysménorrhée. Sydenham n'en fait même qu'une variété de l'hystérie.

M. Raciborski, dans son ouvrage sur la puberté et l'âge critique chez la femme, combat victorieusement ces idées des anciens. Les troubles de l'appareil utérin ne surviennent souvent que consécutivement à l'affection chlorotique. La chlorose n'est jamais l'effet, mais elle est souvent la cause de dérangements menstruels.

D'ailleurs, il n'est pas rare d'observer des cas de chlorose ou de chloro-anémie sans trouble des menstrues, ou même avec des pertes sanguines plus abondantes aux époques cataméniales.

Ce fait de l'intégrité des évacuations sanguines menstruelles, dans la maladie qui nous occupe, n'avait pas non plus échappé à Bordeu, ce célèbre historien des eaux minérales des Pyrénées. « Les pâles couleurs de toute espèce, dit-il dans ses recherches sur les maladies chroniques, soit qu'elles attaquent les femmes mariées ou les filles, soit qu'elles se rencontrent avec le flux des règles ou pendant leur suppression, ou avec un flux menstruel excessif, rouge ou blanc, soit qu'elles soient compliquées avec mille autres accidents parmi lesquels la dépravation de l'estomac et des intestins tient le premier rang, guérissent par les eaux de Bagnères qui rappellent très bien les règles. »

Il est des cas dans lesquels l'apparition de la chlorose se rattache évidemment à une viciation fonctionnelle de l'appareil digestif. D'où certains auteurs, Hoffmann, Gardien, Hamilton, etc., ont cru voir une relation directe, constante de cause à effet entre les troubles de l'appareil digestif et la chlorose, et en ont conclu que cet état morbide était toujours précédé de dérangemens plus ou moins marqués de l'estomac ou de l'intestin. — Cette opinion n'est plus aujourd'hui soutenue par personne.

On observe fréquemment des cas de chlorose ne s'accompagnant d'aucun trouble dans les digestions : M. Blaud en cite plusieurs exemples. Et MM. Trousseau et Pidoux (page 55 et suiv.) établissent sur des preuves incontestables que la plupart de ces affections gastriques, qui accompagnent la chlorose et qui plus d'une fois ont donné lieu à des erreurs funestes de traitement, ne sont autre chose qu'un état particulier d'*éréthisme nerveux* de l'estomac.

Les recherches chimiques sur le sang des chloro-anémiques entreprises par Fœdisch, Andral et Gavaret, Lecanu, Becquerel et Rodier, etc., tendraient à faire croire que la chlorose est, comme l'anémie, le résultat de l'appauvrissement du sang. Du reste, la plupart des auteurs modernes ont plus ou moins confondu ces deux états morbides qui marchent rarement isolés, se compliquent presque toujours, et par leur combinaison donnent lieu à des phénomènes spéciaux que l'on désigne aujourd'hui sous le nom de chloro-anémie. Pour MM. Grisolle, Andral, Gintrac, Beau, Bouillaud, etc., la chlorose et l'anémie ne diffèrent guère que par les causes qui les ont produites et parce que l'une, l'anémie, est due à une diminution dans la quantité du sang, et l'autre, la chlorose ou hydroémie, est due à une diminution des globules sanguins et du fer contenus dans la masse du sang.

Pour eux, les deux maladies reconnaissent les mêmes causes, ont les mêmes symptômes, le même pronostic, etc., et nécessitent le même traitement ; d'où il ressort évidemment qu'il n'y a aucune utilité pratique à en faire deux entités morbides. Du reste, les évacuations sanguines étant nuisibles dans ces deux états pathologiques, il serait très difficile de s'assurer si le sang est altéré dans sa qualité ou dans sa quantité.

Les progrès réalisés dans ces derniers temps par l'anatomie pathologique ont sans contredit beaucoup contribué à faire accepter généralement ces idées et à faire accorder une importance trop grande aux modifications qui surviennent dans le liquide sanguin et qui, comme nous le verrons plus tard, sont presque toujours la conséquence et rarement la cause de la maladie qui nous occupe.

La chlorose peut débuter brusquement à la suite d'une émotion morale, d'une vive frayeur. Des troubles dans l'innervation surviennent tout à coup; il y a un allanguissement marqué de tout le système; la maladie est franchement déclarée, et cependant elle est trop rapprochée de la période d'invasion pour qu'il existe déjà un changement chimique quelconque dans le liquide sanguin. Aussi Mrs Becquerel et Rodier ne regardent-ils point cette altération comme nécessaire pour que la chlorose existe, et à l'appui de leur opinion, ils citent cinq cas de chlorose sans modification appréciable dans la composition du sang. C'est aussi la manière de voir de MM. Trousseau et Pidoux: « On enseigne, disent-ils, que la chlorose consiste essentiellement dans la diminution considérable des globules du sang et dans l'augmentation disproportionnée de la partie séreuse de ce fluide, toute bonne médication devant avoir pour objet d'en réhabiliter la composition physiologique. Ce n'est là qu'une moitié de vérité, car, avec cette opinion, il n'y a chlorose que lorsque l'hydrémie est bien caractérisée, il semble que la maladie ne commence qu'à dater de ce moment, de cette période *qui n'est pourtant qu'un effet qu'on aurait pu prévenir avec d'autres idées.* (Loc. cit., page 60.)

Quoique la chlorose soit pour les médecins que nous avons cités tout à l'heure caractérisée par une altération du liquide sanguin, la plupart d'entre eux reconnaissent l'importance des troubles nerveux qui surviennent dans cette maladie. C'est ainsi que M. Bouillaud, dans son remarquable discours prononcé à l'Académie de médecine en février 1859, au sujet du nervosisme, après avoir déclaré que chlorose et hydrémie sont synonimes, ajoute : « N'exagérons rien et reconnaissons, comme nous l'avons déjà fait plus haut, que dans un assez bon nombre de cas, les phénomènes nerveux des sujets chlorotiques ont jusqu'à un certain point une existence indépendante, qu'ils sont même quelquefois antérieurs à l'état chloro-anémique, qu'ils peuvent persister après que celui-ci a disparu et qu'il est *même des névroses* qui peuvent produire ou *concourir du moins à produire la chloro-anémie.* »

Une autre théorie qui veut que la maladie soit le résultat de l'altération fonctionnelle du système nerveux en général, et en particulier de l'insuffisance d'action du grand sympathique, a commencé à avoir cours dans la science, grâce aux travaux de MM. Colombat de l'Isère, Le Bâtard et Jolly. Soutenue par MM. Burq, Becquerel et Rodier, patronée par les illustres auteurs du *traité de thérapeutique*, et appuyée sur des preuves incontestables, elle est certainement destinée à remplacer toutes les idées qui ont été émises jusqu'ici sur la nature intime de la chlorose.

Laissons parler MM. Becquerel et Rodier: « La chlorose est une maladie ayant primitivement son siége et son point de départ dans le système nerveux et déterminant *consécutivement* des troubles de la digestion, de la menstruation et de la circulation. »

« Si cette définition est exacte, l'altération du sang n'est pas dans la chlorose un fait constant et capital, mais un phénomène *consécutif* secondaire et qui n'est pas absolument indispensable pour la constitution de la maladie. » (*Chimie pathologique*, p. 155.)

Selon ces auteurs, *l'anémie* doit être considérée comme un élément important de plusieurs maladies et en particulier de la *chlorose.*

MM. Trousseau et Pidoux sont tout aussi explicites. Voici en quels termes ils décrivent la période d'invasion de la maladie qui nous occupe : « L'action des appareils viscéraux se ralentit, s'éteint presque. La force d'assimilation est comme suspendue ; le cœur et l'estomac, par les sensations et les mouvements anormaux dont ils sont le siége, témoignent déjà de leur éréthisme et de leur faiblesse. *La pauvreté et la liquidité du sang ne* peuvent pas encore être accusées de *cet état de langueur et de ces accidents nerveux* qui, *au contraire, précèdent et produisent* L'ANÉMIE..................................... L'hydrémie devient cause à son tour et produit sur tout l'organisme les effets que nous avons vus dépendre des pertes lentes de sang ou de l'appauvrissement graduel de ce liquide. » (Loc. cit., page 61.)

II.

LA CHLOROSE EST UNE MALADIE NERVEUSE.

L'autorité des noms que nous venons de citer suffirait à faire ranger la chlorose dans la classe des maladies nerveuses. Mais beaucoup d'autres praticiens éminents, d'une notoriété scientifique incontestable, n'ont pas à beaucoup près la même manière de voir. * Aussi croyons-nous bien faire en essayant d'établir l'identité de la chlorose et des maladies nerveuses par la comparaison de leurs symptômes principaux, de leurs causes, etc..

Les auteurs anciens n'avaient pas des idées bien

* Dans presque tous les travaux récents sur la chlorose, tout en admettant qu'elle est toujours ou presque toujours accompagnée de névropathie, les auteurs en font cependant une maladie où l'élément nerveux ne joue qu'un rôle secondaire et la considèrent comme une altération du sang. D'autres en font une maladie générale *totius substantiæ,* une sorte d'état diathésique particulier entraînant des troubles divers du côté de la nutrition.

Mais dans tous les traités de nosologie moderne, elle a toujours été rangée parmi les maladies caractérisées par l'altération du liquide sanguin.

nettes et bien arrêtées sur les maladies nerveuses qu'ils avaient disséminées çà et là dans leurs traités de nosographie, sans ordre, sans lien commun qui les réunisse. Ce n'est que vers le 17me siècle que certains écrivains les ont décrites dans des chapitres spéciaux où ils les ont réunies sous le nom générique de vapeurs, nom encore en usage parmi les gens du monde. Hoffmann, Boerrhave, Tissot sont.les premiers à les désigner sous le nom de maladies nerveuses. Enfin, Cullen leur donne le nom qu'elles portent encore aujourd'hui (névroses). — Avec les progrès de la science et surtout de l'anatomie pathologique, le champ des névroses, qui s'est d'abord trouvé agrandi, a subi dans ces derniers temps une diminution marquée.

Ce qui s'est passé autrefois pour les maladies nerveuses que l'on attribuait tantôt à une souffrance de l'estomac, de l'utérus, tantôt à l'explosion des esprits animaux, tantôt à la grande abondance d'un sang trop fluide et d'une excessive ténuité, etc., se passe encore aujourd'hui pour la chlorose que l'on attribue soit à divers troubles utérins, à des dérangements gastriques, soit à la trop grande fluidité du sang, soit à une lésion de la force vitale, etc...... Cette première analogie est frappante.

Dans les maladies nerveuses, les troubles de la sensibilité, de la motilité et souvent de l'intelligence dominent la scène morbide ; ce sont là les phénomènes primitifs de l'affection. N'en est-il point de même pour la chlorose vierge de toute complication, c'est-à-dire à sa période initiale ? car plus tard elle se trouve toujours

plus ou moins compliquée d'anémie. — Tristesse,
mélancolie habituelle, humeur bizarre et changeante,
irrascibilité excessive, tels sont les premiers symptômes
que l'on remarque au début de la maladie du côté de
l'encéphale; et du côté de la sensibilité et de la motilité
on note : douleurs névralgiques diverses d'une mobilité
extrême, occupant le plus souvent la tête, les tempes,
les dents, la région dorsale, un des côtés du thorax,
surtout le gauche, etc.; affaissement, prostration,
inertie; les malades ne se meuvent qu'avec peine et
avec lenteur, excepté toutefois dans les moments de
crise où se développent une force et une énergie con-
sidérables peu en rapport avec leur état habituel de
paresse et de nonchalance.

Les troubles sympathiques que l'on remarque le plus
généralement dans la chlorose peuvent se ranger sous
trois chefs principaux : 1° troubles divers des organes
digestifs (dyspepsies, gastro-entéralgies, pica, bou-
limie, etc.); 2° dérangement des organes circulatoires
(palpitations, bruits de souffle, etc., appauvrissement
du sang, et par suite anémie ou hydrémie); 3° trouble
des organes génitaux (aménorrhée, dysménorrhée,
leucorrhée, etc.). Là aussi il y a identité entre la chlorose et certaines maladies nerveuses qui déterminent à
la longue des troubles sympathiques du même genre.

Les maladies nerveuses sont caractérisées par l'absence de mouvements fébriles et de lésions anatomi-
ques; elles affectent le plus ordinairement une marche
chronique, n'apparaissent que lentement, peu à peu,
« à tel point que les malades ne peuvent fixer précisé-

ment l'époque à laquelle ils ont commencé à souffrir. »
Tout cela ne se rapporte-t-il point exactement à la
chlorose qui, elle aussi, affecte une forme éminemment
chronique, ne se développe que très lentement, et ne
donne des signes certains de son existence qu'après
plusieurs jours, quelquefois plusieurs mois de durée?

La fièvre est une rare exception ; elle ne se montre
guère, sauf les cas de complication, qu'à la fin de la
maladie, alors que la faiblesse est extrême et que le
dérangement dans les digestions est arrivé à son comble
(Gardien, *Traité d'acc.*, page 122).

Enfin quelle est la lésion anatomique constante, ob-
servée, propre à la chlorose? Nous n'en connaissons
point. Il est bien vrai qu'on a presque toujours remarqué l'altération du liquide sanguin, de la *chair coulante*,
comme l'appelait Bordeu ; mais cette altération n'est pas
constante puisque MM. Becquerel et Rodier ont noté
cinq fois l'intégrité parfaite du sang ; et d'ailleurs, serait-
elle constante, elle ne peut être que la *conséquence* de
la maladie et ne saurait jamais constituer la maladie
elle-même. On a noté aussi tantôt des épanchements
séreux dans diverses cavités, tantôt la décoloration des
artères et des veines, tantôt l'atrophie ou l'hypertrophie
du cœur, d'autres fois des altérations diverses du foie,
de la rate, de la matrice, des ovaires, etc. Mais toutes
ces lésions ne sont évidemment que le résultat de maladies engendrées par la chlorose ou qui lui préexistent.

La chlorose et les maladies nerveuses se déclarent
et se développent sous l'influence de causes très diverses

dont nous allons énumérer les principales. L'hérédité, la puberté, le sexe féminin, le tempérament nerveux, une constitution débile, faible y prédisposent. L'état de grossesse, l'allaitement, l'habitation dans un lieu bas et humide, une alimentation insuffisante, l'abus des plaisirs, l'onanisme, etc., les passions, les émotions morales tristes, les diverses affections de l'âme, peuvent être l'occasion du développement de la chlorose comme de la plupart des névropathies.

L'action de l'hérédité sur la manifestation des maladies nerveuses est incontestable; elle exerce aussi une telle influence dans le développement de la chlorose qu'Hoffmann n'hésite pas à la considérer comme la cause essentielle de cette maladie très commune à Berlin. Le professeur Rech, de Montpellier, a cité plusieurs fois, dans ses cours, l'histoire de quatre sœurs qui furent chlorotiques comme l'avait été leur mère. M. Putégnat de Lunéville, dans son travail sur la chlorose (Bruxelles, 1855), cite aussi plusieurs exemples d'hérédité. Chacun de nous peut retrouver dans sa mémoire des faits qui prouvent l'influence de l'hérédité ou de la consanguinité dans les manifestations de cette maladie. Je donne actuellement des soins à une famille de riches artisans. La mère, les deux filles et le fils sont atteints de chloro-anémie; le père seul en est indemne. La mère et l'aînée des filles présentent toutes deux les caractères de la pléthore séreuse.

L'observation prouve que c'est vers l'âge de 15 à 30 ans que l'on remarque le plus grand nombre de chlorotiques. La chlorose semble être l'apanage exclusif de la femme, à tel point que jusqu'à ces derniers temps on en a nié l'existence chez l'homme. Les anciens médecins désignaient cette maladie sous les noms de *morbus virgineus* et *febris alba virginum*. Les maladies nerveuses sont aussi plus communes chez les femmes et sévissent surtout vers l'époque de la puberté.

La chlorose se manifeste le plus ordinairement chez les personnes à tempérament nerveux ou lymphatique, à constitution débile, affaiblie. C'est aussi à leur constitution faible et délicate que les enfants, les femmes, les habitants des grandes villes qui mènent en général un genre de vie énervant, doivent les nombreuses névroses qui les tourmentent.

Nous n'avons pas à insister longuement sur les autres causes regardées comme pouvant engendrer indifféremment la chlorose ou toute autre névropathie. Les considérations dans lesquelles nous venons d'entrer prouvent suffisamment que l'état de grossesse, l'allaitement, l'habitation dans un lieu bas et humide, une nourriture de mauvaise qualité ou insuffisante, la vie trop sédentaire, l'abus des plaisirs vénériens ou une continence excessive, les lectures lascives, l'onanisme, en déterminant la faiblesse et l'énervement, doivent tout aussi souvent provoquer la chlorose que toute autre maladie nerveuse.

Enfin s'il est incontestable que les affections de l'âme, les passions peuvent donner naissance aux névropathies, il est aussi vrai de dire qu'elles peuvent être souvent regardées comme causes de la chlorose. En effet, toutes les passions, toutes les sensations psychiques, vives et inattendues, exercent leur action sur le système nerveux par des impressions plus ou moins *marquées*. Il doit alors nécessairement en résulter un fonctionnement irrégulier de ce système, et, comme conséquences, des troubles dans l'innervation, dans la nutrition, dans la circulation, et par suite des modifications dans la composition des liquides et du sang en particulier. C'est même à cet ordre de causes qu'on peut rapporter la plupart des cas de chlorose se manifestant à la suite d'une suppression brusque du flux menstruel par quelque impression vive ou prolongée, ou par quelque émotion violente.

M. Brierre de Boismont rapporte, dans son livre sur la menstruation (page 363), deux observations de cette nature. Dans l'une, à la suite d'un bain de mer probablement trop prolongé, le flux cataménial fut brusquement supprimé et la chlorose se manifesta pour ne disparaître qu'après deux années ; dans l'autre, une vive émotion amena aussi la suppression des règles et la chlorose. — Dans ces deux cas, n'est-ce pas plutôt à l'impression de froid occasionnée par le bain de mer, impression qui s'est fait sentir sur le système nerveux et à l'émotion morale, qu'il faut rapporter l'apparition de la chlorose, qu'à la suppression des menstrues qui, elle aussi, n'a été que la conséquence d'un trouble dans l'innervation ?

L'identité de nature de la chlorose et de certaines névropathies ressort encore de l'analogie des traitements employés, d'après l'aphorisme du célèbre vieillard de Cos : *naturam morborum curationes ostendunt.*

Nous constaterons d'abord que le traitement hygiénique dans la chlorose, comme dans certaines affections nerveuses, est sans contredit le plus important; que dans les deux cas il peut être formulé à peu près de la même façon, ce que devait évidemment faire prévoir l'étude à laquelle nous venons de nous livrer: mêmes conseils, mêmes observations, soit au point de vue de l'habitation, des vêtements, du régime alimentaire, des habitudes, etc.

Les auteurs s'accordent à attribuer aux préparations ferrugineuses une action puissante contre la chlorose; MM. Becquerel et Rodier vont même jusqu'à dire que dans certains cas, il n'y a pas de guérison possible en dehors du fer (Loc. cit., page 163). Personne n'ignore les services rendus par les martiaux dans certaines névroses, telles que la gastralgie, l'hystérie, plusieurs névralgies. M. le Dr Bataille cite même trois ou quatre cas d'asthme idiopathique guéris par les ferrugineux (Trousseau).

La valériane, l'armoise, l'assa-fœtida, le castoréum, etc., les bains tièdes ont été préconisés contre la chlorose (*Putégnat*, p. 103). Fleury, Andrieu, Becquerel, etc., ont conseillé l'hydrothérapie; Sigaud de Lafont, Mauduyt, Duchenne de Boulogne, Burq ont eu recours avec succès à l'électricité ou au galvanisme. Je n'ai pas besoin de dire que tous ces moyens : hydrothérapie, médicaments antispasmodiques, électricité, galvanisme, sont regardés comme les meilleurs agents à diriger contre le plus grand nombre des névroses.

Des considérations qui précèdent, il ressort évidemment pour nous que la chlorose n'est point due à une altération du liquide sanguin, mais qu'elle doit être regardée comme une maladie essentiellement nerveuse.

La chlorose est donc pour nous une névropathie. Mais quelle est la portion du système nerveux qui en est primitivement le siége? l'état de langueur qui existe dès le début dans toutes les fonctions de la vie végétative, l'espèce d'étiolement de l'organisme qui en est la conséquence, l'intégrité presque complète dans les premiers temps des fonctions dévolues au système cérébro-spinal, ne laissent aucun doute sur le siége de la maladie. C'est le système nerveux de la vie végétative, celui auquel préside le trisplanchnique qui est seul primitivement lésé. Mais plus exclusif que MM. Becquerel et Rodier, nous pensons que la chlorose peut exister non seulement sans altération du sang, mais encore sans trouble permanent dans la circulation, sans aucun dérangement, soit de la digestion, soit de la menstruation; qu'elle est seulement caractérisée par des troubles divers et très variables dans l'innervation, et que tous les autres accidents ne sont jamais que des complications qui tantôt ont précédé la chlorose et préparé l'organisme à son développement, et tantôt, au contraire, en sont la conséquence presque inévitable.

CONSIDÉRATIONS PATHOLOGIQUES.

La chlorose, telle que nous venons de l'envisager, se présente rarement à l'état de simplicité, et ce n'est guère que dans les premiers jours qu'on l'observe sans aucune complication. M. le professeur Fuster de Montpellier la décrit dans ses leçons orales sous le nom de *chlorose nerveuse*. Mais après un temps très variable, le plus souvent très court, elle se complique fatalement, nécessairement d'anémie ou d'hydrémie. En effet, il est impossible de concevoir que des troubles dans l'innervation puissent persister longtemps sans rendre la nutrition insuffisante et par suite sans déterminer l'appauvrissement du sang, c'est-à-dire l'anémie. Quoi qu'il en soit, il n'en est pas moins vrai que la chlorose peut se montrer au début sans complication aucune; mais ce n'est point à toutes les périodes de la vie et sur tous les sujets qu'elle peut se développer ainsi et rester longtemps seule en possession d'un organisme. Les jeunes filles pubères y sont presque exclusivement vouées, les femmes y sont peu sujettes, et les cas de chlorose *primitive, essentielle*, après le mariage, sont une rare exception. Cette immunité presque complète qu'acquiert la jeune fille en devenant femme, au point de vue de la chlorose, a même fait regarder le mariage comme un moyen efficace à opposer à cette maladie si tenace et si rebelle aux traitements pharmaceutiques. On cite même de nombreux exemples de guérisons. Les succès s'expliquent facilement : ce n'est point à un changement physiologique permanent, survenu dans l'utérus, qu'on doit les attribuer ; mais il se produit tout simplement, à l'époque nuptiale, une sorte d'ypéresthésie utérine occasionnant à son tour un ébranlement salutaire dans tout le système nerveux. *Et c'est ainsi que le mariage agit quelquefois comme moyen perturbateur.*

Depuis les travaux de M. Uzac, on a admis l'existence de la chlorose chez l'homme. Mais il a eu le soin de le dire : pour lui chlorose et anémie ne sont qu'une même chose. « Sans vouloir rien préjuger de sa nature intime, nous dirons que cette maladie (la chlorose) consiste dans une altération particulière du sang, tantôt *primitive*, tantôt secondaire. » (Uzac, page 28.)

On ne saurait nier chez l'homme l'existence d'une sorte de chloro-anémie présentant des analogies avec la chloro-anémie qui s'observe chez la jeune fille. Mais la différence capitale qui existe entre ces deux maladies, c'est que primitivement celle-ci a débuté par les différents troubles nerveux assignés comme symptômes à la chlorose et que l'altération du sang n'est survenue que secondairement, tandis que dans la maladie qui s'est développée chez l'homme, c'est l'altération du sang qui a donné naissance aux divers troubles nerveux. On ne trouvera par conséquent que très exceptionnellement chez l'homme des cas de chlorose franche, telle que la définissent MM. Becquerel et Rodier.

La chloro-anémie peut aussi se montrer chez les enfants des deux sexes avant l'époque de la puberté; mais rarement les troubles nerveux ont précédé la déglobulisation du sang.

En résumé, la chlorose est une maladie que l'on observe rarement à l'état de simplicité, et alors elle ne se remarque guère que chez les jeunes filles pubères.

D'après ce que nous venons de voir, il serait difficile de supposer une chlorose se prolongeant depuis quelque temps sans donner lieu à la déglobulisation du sang. L'anémie ne peut donc pas être considérée comme une complication de la chlorose. De plus, cette espèce d'élément morbide se surajoutant à la maladie, comme il se surajoute aux maladies scrofuleuse, tuberculeuse, syphilitique, rhumatismale, etc., ne saurait en être séparé, pas plus qu'il n'en est séparé dans les états morbides que nous venons de citer. En effet, il se présente tellement lié, tellement combiné à l'état morbide principal, qu'il est besoin d'une observation très attentive pour ne pas confondre l'un avec l'autre.

Toute affection chlorotique, franche au début, doit nécessairement amener un état anémique plus ou moins prononcé qui constitue la chloro-anémie. L'anémie essentielle, l'anémie par cause directe, ne subira pas toujours cette transformation, et toute personne anémique, pour si prolongée qu'ait été sa maladie, n'est pas fatalement destinée à devenir chlorotique. Pour que cela ait lieu, il faut que l'anémie s'établisse sur un organisme prédisposé à la chlorose, préparé pour ainsi dire à son développement; alors elle pourra jouer dans ce cas, et dans ce cas seulement, le rôle de cause déterminante. En d'autres termes, la chlorose engendre pour ainsi dire fatalement l'anémie; toute personne chlorotique est ou deviendra rapidement anémique; l'anémie, au contraire, ne détermine la chlorose que dans certains cas spéciaux. Et tandis que chez les jeunes filles la chlorose, suite d'anémie, constituera une maladie parfaitement semblable à la *chloro-anémie chlorotique*, chez les personnes où la prédisposition sera moindre, chez les femmes mariées, par exemple, les symptômes anémiques primeront presque toujours les troubles nerveux à quelque époque que remonte l'invasion de la maladie.

Ainsi donc la chlorose peut revêtir trois formes principales : 1° d'abord elle ne s'accompagne d'aucune altération du sang, et alors les troubles nerveux occupent seuls la scène morbide ; — 2° plus tard elle entraîne nécessairement des modifications dans la composition du liquide sanguin, mais les troubles de l'innervation sont toujours les symptômes dominants de la maladie ; on pourrait désigner cette forme pathologique sous le nom de chloro-anémie chlorotique ; — 3° enfin, lorsque l'altération du sang a entraîné des dérangements divers du côté de l'innervation, les phénomènes anémiques sont en général plus marqués que les désordres nerveux.

La maladie pourrait alors prendre le nom de *chloro-anémie anémique*. Il est très important, au point de vue du traitement, d'établir ces diverses distinctions, basées sur l'ordre de succession des symptômes et sur la prédominance de certains d'entre eux.

Comme nous l'avons déjà dit, l'anémie ne doit pas être considérée comme une complication de la chlorose : c'est un élément de la maladie, rien de plus.

Mais la chlorose peut être compliquée de divers états morbides, et ces complications peuvent donner lieu à une symptômatologie particulière qui peut ainsi faire commettre des erreurs très graves. Ces sortes de gastralgies chlorotiques que MM. Trousseau et Pidoux signalent d'une manière spéciale, si elles sont traitées par les saignées locales, les émollients, etc., s'aggravent infailliblement et avec elles l'état chloro-anémique qui les a engendrées. Cet état particulier de l'organisme que l'on a décrit sous le nom de *fausse chlorose*, nous ne savons trop pourquoi, et qui n'est que le début de la tuberculisation pulmonaire, s'il est soigné par les ferrugineux, détermine fréquemment, d'après M. le professeur Trousseau, une phthisie aiguë qui tue le malade en peu de jours.

S'il est utile, pour instituer une thérapeutique rationnelle de la chlorose ou de la chloro-anémie, de bien préciser quels sont les symptômes dominants, il n'est pas moins nécessaire de bien étudier et de bien connaître les états morbides qui peuvent compliquer la maladie, la dénaturer, pour ainsi dire, en modifier complètement les indications. Les eaux minérales dont l'action énergique ne peut être comparée dans ce cas à l'action lente et graduée des médicaments officinaux, peuvent par une application intempestive, déterminer des accidents graves qu'il n'est pas toujours facile de conjurer, et c'est en vue de leur emploi rationnel que le médecin doit s'entourer surtout de précautions infinies, car, comme le dit M. F. Roubeaux en parlant de la dyspepsie, toutes les sources peuvent guérir des chloroses, mais aucune ne guérit la chlorose.

IV.

DU FER ET DE SES COMPOSÉS.

Les auteurs anciens, qui nous sont du reste bien supérieurs pour tout ce qui concerne la diététique et l'hygiène appliquée au traitement des maladies, avaient remarqué l'influence heureuse du traitement hygiénique et de la médecine morale sur l'état morbide qui nous occupe. Et encore aujourd'hui les médecins regardent comme très importants le régime, les distractions, le changement de vie, etc., à tel point que dans un grand nombre de cas ces moyens peuvent suffire pour amener la guérison sans qu'on ait besoin d'avoir recours à un traitement pharmaceutique quelconque. Nous en dirons autant de plusieurs moyens empiriques préconisés principalement par Wendt, Pezzoni, Bianchi, Riffaut de Mayet, etc., moyens qui, dans bien des circonstances, ont suffi pour guérir l'affection alors qu'elle en était encore à sa période de simplicité.

Nous étant proposé seulement d'établir dans ce travail les ressources que peut fournir le traitement thermal contre la chlorose, nous ne devons point ici énumérer et discuter la valeur relative de tous les agents proposés contre cette maladie; nous ne pouvons cependant passer sous silence le fer et ses combinaisons.

Les préparations ferrugineuses constituent le traitement classique de la chlorose. D'après plusieurs auteurs et en particulier d'après M. le professeur Trousseau (*discussion sur le perchlorure de fer* à l'Académie de Médecine. Juin 1860), le fer est le spécifique de la chlorose, comme le mercure est celui de la syphilis et l'iode celui de la scrofule. Certainement le fer est l'agent actif de la régénération du sang et par cela même il exerce une influence manifeste sur l'amyosthénie, l'anesthésie, l'analgésie. Mais de là à prétendre que le fer est le spécifique de la chlorose, il y a loin. Et dans beaucoup de cas, si pendant les premiers temps la médication ferrugineuse paraît intervenir utilement, tout d'un coup l'amélioration s'arrête, et le fer, quoique administré de la même façon ne paraît plus avoir aucune action sur les troubles nerveux. Il a donné une activité momentanée à l'organisme qui a pu s'assimiler les molécules ferrugineuses faisant défaut au sang, mais sa puissance sthénique a été nulle ou presque nulle.

Pour M. Devergie, le fer guérit en vertu d'une double action : d'une part, en déterminant sur le système nerveux et en particulier sur l'estomac une sorte d'excitation salutaire qui modifie les conditions de fonctionnement de ce viscère; d'autre part, en fournissant au sang les éléments qui lui manquent. Dans la chlorose simple qui n'est point encore compliquée d'anémie, c'est de la première façon que le fer devrait agir, puisqu'il n'existe encore aucune altération manifeste du liquide sanguin. Eh bien ! nous pensons qu'à ce point de vue son action est bien faible et qu'il n'a pas d'autre résultat que celui d'empêcher une anémie imminente qui arriverait à coup sûr sans ce médicament. Certainement en conservant les proportions normales dans les divers éléments du sang, il empêche que les troubles nerveux qui constituent à eux seuls la chlorose n'acquièrent un développement plus considérable ; en maintenant ainsi l'équilibre, il peut, par une action indirecte et longtemps continuée, contribuer avec un régime et un traitement hygiénique convenables, à la guérison de la chlorose ; car, on se le rappelle, le sang est le modérateur du système nerveux, *sanguis frenat nervos.*

Mais cela arrive-t-il toujours ainsi? le fer et ses diverses préparations guérissent-ils toujours la chlorose ? Il suffit de consulter ses souvenirs, et chaque médecin pourra se convaincre que ce médicament *spécifique* si vanté, si employé, si utile même au point de vue de la reconstitution du sang, n'agit que d'une manière très incomplète. « Il est certaines dispositions individuelles difficiles à apprécier qui font récidiver la maladie alors même que le sang a repris sous l'influence des ferrugineux sa plasticité et sa coloration ; le sang a été ici artificiellement enrichi, mais le système est resté incapable d'entretenir par lui-même cette eucrasie du sang. » (Thèses de Montpellier, 1850.)

« Il faut dire aussi, parce que c'est une vérité que l'on comprend en vieillissant dans la pratique, que le fer, après avoir amendé rapidement les accidents les plus graves de la chlorose, devient quelquefois tout à coup impuissant, et nous laisse désarmés en présence d'une maladie qu'il semble dominer en général avec tant de facilité. » (Trousseau et Pidoux, loc. cit., page 15. 1851.)

« Cependant, et de nombreux observateurs ont fait cette juste observation, ce serait se tromper que de croire qu'avec ce métal ou certaines de ses préparations l'on peut toujours guérir la chlorose. » (Putégnat, p. 90.)

M. Trousseau, dans sa brillante improvisation à l'Académie de Médecine (juin 1860), après avoir vanté la spécificité du fer dans la chlorose, s'exprime ainsi sur la curabilité de cette maladie : « Ceux de nous qui ont vieilli dans la pratique savent trop que si, il y a 30 ans, ils ont eu à soigner une jeune fille atteinte de chlorose grave, aïeule ils la retrouvent aujourd'hui avec ces troubles de la santé, retentissement affaibli, écho lointain des orages nerveux de la première jeunesse. »

Qu'on examine attentivement une chlorotique, qu'on ne la perde pas de vue, qu'elle vieillisse pour ainsi dire sous les yeux du médecin, et on se convaincra facilement que le traitement ferrugineux, pour si longtemps qu'on le continue, de quelque manière qu'on l'applique, n'aura souvent d'autre résultat qu'un amendement marqué dans les symptômes, que la disparition, si l'on veut, de l'état anémique ; il rendra à la chlorose sa simplicité primitive, l'atténuera le plus possible, mais ne conduira que très rarement à une guérison radicale.

C'est que « la reconstitution du sang calme » bien « l'éréthisme nerveux ; mais il faut aussi augmenter l'activité du système nerveux, sans quoi il ne saurait entretenir cette eucrasie momentanée du sang. » (G. Astrié, page 221.) En d'autres termes, c'est que les préparations martiales ne s'adressent point à l'état morbide principal (la chlorose), mais bien à un symptôme ou plutôt à un élément de la maladie (l'anémie ou l'hydrémie).

Quoique le fer ne soit pas pour nous le spécifique de la chlorose, il n'en constitue pas moins une médication puissante qui, en reconstituant le sang, hâte et favorise toujours la guérison, et qui même peut à elle seule déterminer la cure radicale de la maladie. Mais si l'on a bien compris le mode d'action de cet agent thérapeutique, il sera facile de reconnaître *à priori* les cas où, seul, il pourra guérir, et les cas aussi où il doit infailliblement échouer.

Si l'anémie domine et que les troubles du système nerveux soient peu intenses, on a toute chance de guérison par les ferrugineux. Si au contraire les symptômes chlorotiques sont très marqués et l'altération du sang peu prononcée, à coup sûr le traitement par le fer et ses composés·ne suffira pas pour juger la maladie.

Dans ce cas la première indication, l'indication capitale, c'est d'agir avec vigueur sur le système nerveux et en particulier sur le grand sympathique. L'indication secondaire, il est vrai, c'est de favoriser la reconstitution du sang ou d'empêcher son appauvrissement qui arriverait infailliblement après un temps très court, puisque, selon nous, la chlorose se complique fatalement, nécessairement d'anémie.

Les eaux minérales ferrugineuses paraissent mieux que toutes les autres devoir remplir cette double indication. C'est à elles que paraît dévolu d'une manière spéciale le traitement de la chloro-anémie.

« Il est certain, dit M. Patissier (rapport de 1841, page 46), que la combinaison du fer avec les acides crénique ou carbonique imprime à ce métal une assez grande modification, que son action en paraît accrue et que la digestion en est manifestement plus facile. Il est probable aussi que les sels et les autres principes constitutifs, en facilitant la dissolution du fer dans nos liquides, le rendent plus assimilable et augmentent l'étendue de son action. C'est ce qui explique pourquoi des malades, que les préparations de fer les plus variées n'avaient pu rendre à la santé, ont été guéris assez promptement par l'usage des sources ferrugineuses. » Sans doute les eaux martiales ont une activité bien plus grande que toutes nos préparations magistrales, elles présentent un degré de perfection qu'il serait difficile d'atteindre. Mais la faible proportion de fer qu'elles contiennent, qui, pour le plus grand nombre ne dépasse pas 5 à 6 centigr. par litre, ne permet pas de supposer que c'est seulement comme préparations ferrugineuses qu'elles agissent sur l'économie. Comme toutes les autres eaux minérales, outre que par leurs principes chimiques elles sont de puissants moyens modificateurs du sang, elles impriment à l'économie une suractivité fonctionnelle qui la maintient pendant un certain temps au-dessus du type physiologique et qui lui redonne la faculté d'assimilation qu'elle avait perdue.

Il s'en faut cependant que tous les médecins hydrologues accordent à ces eaux, dans le traitement de la chlorose, une spécialité d'action telle qu'elles doivent être préférées à toute autre. C'est que cette suractivité imprimée à tout le système par le traitement hydrominéral est beaucoup plus le fait des pratiques hydrothérapiques employées que de la nature même de l'eau, et qu'en général le système balnéaire établi près de la plupart des eaux martiales est trop primitif et trop incomplet. M. Durand Fardel, dans son traité thérapeutique des eaux minérales, a parfaitement établi les motifs pour lesquels les sources ferrugineuses sont tombées dans un oubli mérité, alors que la médication thermale tend à se répandre de plus en plus.

La chlorose est rarement simple : presque toujours la maladie, sans être un véritable Prothée, comme l'a écrit quelque part M. Blaud de Baucaire, a cependant un ou plusieurs symptômes prédominants qui lui impriment une physionomie particulière et qui modifient profondément les indications thérapeutiques. Souvent elle se trouve compliquée d'autres états morbides dont elle est l'origine ou la conséquence, et qui, eux aussi, sont la source d'indications spéciales qui ne sauraient être remplies par les eaux ferrugineuses. En effet ces sources « offrent pour la plupart une médication ferrugineuse, exclusive ou tout à fait prédominante, tandis que près d'un grand nombre d'autres eaux minérales, on trouve en même temps que du fer et les conditions favorables énoncées plus haut, des médicaments variés et faciles à adapter aux autres conditions de l'économie. » (Durand Fardel, page 724.)

Les ferrugineux, dans la chlorose, sont donc les meilleurs agents pharmaceutiques de la médication reconstitutive, soit qu'ils aient une action complexe, comme l'admet M. Devergie, soit, comme l'a démontré M. Poggiale dans la discussion du mémoire de M. Pize, qu'ils n'agissent qu'en fournissant au sang le fer qui lui fait défaut. Les nombreux insuccès du traitement ferrugineux prouvent bien qu'il en est ainsi. La plupart des eaux ferrugineuses ont sur nos préparations martiales un double avantage, c'est qu'en général elles sont mieux tolérées par l'estomac, et que l'état de divisibilité extrême du sel de fer, son mélange avec d'autres substances souvent très actives en rendent aussi les effets plus prompts et plus manifestes.

Mais les sources réputées ferrugineuses ne sont pas les seules à contenir du fer; presque toutes les eaux des autres classes en contiennent aussi. Plus ou moins toniques et excitantes, elles combattent directement l'affaiblissement des fonctions générales et de la sanguification; elles peuvent aussi, en modifiant les fonctions d'un organe, la peau, les poumons, etc., agir sur celles du système nerveux, de l'utérus, de l'estomac. Si l'on joint à cela l'action spéciale propre à chaque classe d'eaux, à chaque individualité thermale, on comprendra facilement que la thérapeutique de la chlorose soit plutôt du réssort de la plupart des autres sources que des sources ferrugineuses proprement dites, qui, comme le dit M. Durand Fardel, présentent le plus souvent une médication exclusive ou du moins trop prédominante.

THÉRAPEUTIQUE THERMALE.

V.

CHLOROSE ET CHLORO-ANÉMIE.

La chlorose récente, dépourvue de toute complication, non encore liée à l'anémie, est plutôt du do-
maine de la thérapeutique ordinaire que de la thérapeutique thermale : on la rencontre rarement aux eaux.
Cependant si l'on se rend bien compte de l'affection, si
l'on étudie avec soin les causes qui l'ont engendrée,
on se convaincra que les eaux minérales, à quelque
classe qu'elles appartiennent, peuvent guérir cette
maladie. En effet, il ne s'agit point ici de reconstituer
l'organisme, de modifier la composition du sang qui
n'en a pas besoin, mais bien de déplacer l'influx ner-

veux, de telle façon que l'équilibre se rétablisse entre le système nerveux de la vie organique, qui semble atteint d'hyperesthésie, et le système de la vie de relation qui semble au contraire frappé d'asthénie. Les conditions hygiéniques nouvelles dans lesquelles se trouvera placée la malade suffiront souvent à elles seules pour amener ce résultat. La plupart des sources minérales sont situées dans des lieux élevés où l'air pur circule librement. La promenade, l'insolation, les distractions de toutes sortes, des conditions différentes d'alimentation et d'habitation, les moyens balnéaires ou hydrothérapiques, tout doit tendre, en un mot, à imprimer une plus grande activité aux fonctions de la vie de relation, et par suite à calmer l'éréthisme dont le système du grand sympathique paraît être le siége.

Dans ces conditions le traitement thermal doit être de la plus grande simplicité et consister surtout en bains frais peu prolongés, en immersions courtes dans l'eau minérale froide, en douches ou lotions froides.

« Dans les cas légers, on pourra choisir indifféremment toute eau froide ou chaude qui réunira de bonnes conditions hygiéniques : car ces dernières ont ici la part la plus large dans les bons effets des eaux. ». (Astrié, p. 218).

Cependant certaines règles doivent être posées pour le choix d'une station dans le traitement de la chlorose simple, telle que nous venons de l'envisager.

Ainsi il est des cas, et ce sont sans contredit les plus nombreux, où la chlorose débute d'une manière insidieuse : elle ne marche que très lentement, envahit peu à peu l'économie sans que la malade en ait, pour ainsi dire, conscience, et ce n'est qu'après un temps plus ou moins long que les troubles dans l'innervation sont assez marqués pour attirer l'attention. Cette forme de la chlorose qu'on appelle chronique survient habituellement chez les sujets à tempérament lymphatique ou à tempérament lymphatique nerveux, et a presque toujours déterminé l'anémie quand on se décide à consulter un homme de l'art. D'autres fois, au contraire, la maladie débute d'une manière brusque, presque instantanée, les signes d'hyperesthésie et d'asthénie se développent rapidement et la chlorose est en quelques heures définitivement constituée avec tout son cortége obligé de symptômes nerveux plus ou moins intenses. C'est ordinairement chez les personnes très impressionnables, à tempérament nerveux, que la chlorose se montre sous cette forme aiguë. Aussi les troubles de l'innervation sont en général beaucoup plus accentués dans ce dernier cas.

La chlorose chronique, liée à un tempérament lymphatique ou à un tempérament nerveux peu prononcé pourra être traitée avec succès avec toute eau minérale chaude ou froide réunissant de bonnes conditions hygiéniques. Elle disparaîtra peut-être plus vite et plus facilement par un traitement approprié auprès des sources les plus énergiques, choisies soit parmi les sulfurées riches, soit parmi les chlorurées sodiques fortes. Telles sont : Baréges, Cauterets, Allevard, Balaruc, les eaux de mer, etc. On doit, en effet, rechercher dans ce cas l'effet tonique et excitant propre aux diverses classes que nous venons de citer.

Dans la chlorose aiguë, au contraire, les malades sont en général douées d'une exquise sensibilité; tout les irrite, les exalte, augmente l'éréthisme nerveux. Aussi ne faut-il conseiller que des sources incapables de provoquer une trop grande excitation de l'organisme : de ce nombre sont les eaux sulfatées mixtes (calcaires magnésiennes), les eaux sulfureuses dégénérées, certaines eaux sulfurées (Saint-Sauveur) et sulphydriquées, et enfin quelques eaux ferrugineuses faibles, telles que Andabre, Lamalou, Neyrac, etc. Il faut en effet tonifier sans exciter, calmer sans affaiblir.

L'anémie n'est point une complication de la chlorose, elle ne constitue qu'un symptôme, qu'un élément de la maladie. Si elle est peu marquée, si elle n'est point en rapport avec les autres troubles observés, elle ne donnera lieu à aucune indication spéciale. Si au contraire elle est très prononcée, que les troubles nerveux soient peu caractérisés, qu'on ait affaire en un mot à la chloro-anémie anémique, elle primera l'indication thérapeutique. Les sources ferrugineuses, les sulfurées fortes contenant une proportion sensible de fer, les chlorurées sodiques seront indiquées. Ici le sang est altéré dans sa composition; il faut non-seulement agir sur le système nerveux, mais encore et surtout reconstituer, remonter l'organisme, le mettre dans les conditions les plus favorables pour qu'il puisse s'assimiler le fer qui fait défaut dans le liquide sanguin. Or, nous l'avons déjà vu, les meilleures préparations de fer ne sont-elles pas les eaux minérales ferrugineuses?

Du reste, dans le cas particulier qui nous occupe, les eaux doivent en général agir par leur mode tonique et excitant; aussi doit-on presque toujours préférer les sources fortes dont l'action énergique n'est pas à redouter.

VI.

COMPLICATIONS.

La chloro-anémie se présente rarement à l'état de simplicité. Les troubles de l'innervation qui caractérisent la maladie, après avoir entraîné l'appauvrissement du sang, doivent nécessairement occasionner des lésions d'organes ou d'appareils qui, dans le début, peuvent bien n'être que l'exagération de certains symptômes, mais qui acquièrent rapidement assez d'importance pour être regardées comme de véritables complications. Il peut en outre exister des états morbides qui, souvent enfantés et entretenus par la chlorose, peuvent dans d'autres circonstances la faire naître et l'entretenir à leur tour. Il est alors facile de comprendre pourquoi les remèdes les plus divers, les médications les plus variées ont été préconisés contre cette maladie. C'est qu'en effet le traitement ne saurait être uniforme et qu'il doit nécessairement dépendre de la prédominance de tel ou tel symptôme, de l'existence de telle ou telle complication.

NÉVROPATHIES.

Le système nerveux est le premier, et quelquefois le seul atteint dans la chlorose. Aussi n'est-il pas étonnant que les diverses névropathies compliquent fréquemment cet état morbide. Les complications de cette classe peuvent se ranger sous deux chefs principaux : névralgies et névroses proprement dites.

Les névralgies sont si fréquentes que MM. Trousseau et Pidoux ont dit avec raison que, sur vingt chlorotiques, dix-neuf environ en sont atteintes. Le caractère propre à ces névralgies est une extrême mobilité. Cependant les plus communes sont la céphalalgie, soit intermittente, soit continue, la névralgie dentaire, la pleurodynie et enfin la gastralgie. Cette dernière, dont l'étude ne peut guère être séparée des autres affections du tube intestinal qui compliquent la chlorose, trouvera sa place dans une autre partie de ce mémoire.

La céphalalgie, soit intermittente, soit continue, les névralgies diverses dont le siége peut varier à l'infini, ne modifient pas sensiblement la thérapeutique de la chlorose. On doit se rappeler seulement que ces complications ne surviennent en général avec une certaine intensité que chez les personnes très impressionnables, à tempérament nerveux, à constitution délicate, et que par conséquent les eaux faiblement minéralisées qui ne déterminent que peu ou point d'excitation doivent être préférées, que les eaux sulfurées fortes et les eaux salines fortes doivent être employées avec beaucoup de ménagements et toujours à une température assez faible, et que dans tous les cas le traitement balnéaire doit être surtout révulsif ou dérivatif.

Des diverses névroses qui peuvent compliquer la chlorose deux seulement semblent être du ressort de la thérapeutique thermale : ce sont l'hystérie et la danse de saint Guy. L'hystérie n'est le plus souvent que le symptôme d'une lésion organique de l'utérus, d'une métrite chronique par exemple. Aussi, avant de diriger la chlorotique qui en est atteinte vers une station minérale, doit-on s'assurer de l'état de cet organe, et s'il n'y a que lésion vitale, les indications principales du traitement ne seront nullement modifiées. Si, au contraire, des signes manifestes de catarrhe utérin ou de métrite chronique existent, on devra de préférence avoir recours aux eaux bicarbonatées calcaires ou mixtes, sulfatées calcaires, sulfatées mixtes, sulfureuses dégénérées, c'est-à-dire à toutes les eaux peu excitantes. De plus, le traitement balnéaire devra surtout consister en bains tièdes prolongés, irrigations utérines froides pratiquées dans le bain. Les douches vaginales doivent en général être proscrites à cause de l'excitation locale qui en serait la conséquence. Il est cependant quelques cas où la chloro-hystérie se trouvant liée à un engorgement indolent chronique du col de l'utérus, et s'étant développée sur un organisme éminemment lympathique, il faut, pour déterminer la résolution de l'engorgement, provoquer une certaine stimulation dans les organes génitaux. Alors les eaux sulfurées riches, les eaux chlorurées sodiques, les bicarbonatées sodiques fortes, par la stimulation plus vive qu'elles déterminent, pourront être d'une plus grande utilité. Alors les douches utérines, les douches aux reins ou à l'hypogastre pratiquées avec prudence, pourront rendre aussi des services.

La chorée ne vient se surajouter à la chloro-anémie que pour indiquer d'une manière plus spéciale l'usage des sources sulfurées riches, administrées en bains tempérés plus ou moins prolongés.

Cependant quelques eaux bicarbonatées sodiques, les eaux calcaires mixtes ou ferrugineuses, les bains de mer paraissent réussir dans cette complication de la chlorose : c'est ainsi qu'on cite des exemples de guérison à Ems, Ussat, Néris, Neyrac, Lamalou, Charbonnières, Cransac, etc., aux stations marines; mais, dans ce dernier cas, c'est surtout l'effet hydrothérapique de l'eau de mer qui doit être invoqué.

AFFECTIONS DU TUBE DIGESTIF.

L'observation journalière démontre que toutes les maladies qui ont leur siége dans le tube digestif peuvent compliquer la chlorose.

Dyspepsie. — La plus commune est sans contredit la dyspepsie gastrique ou intestinale. Dans ce cas les eaux alcalines sodiques comme Vichy, Vals, etc., peuvent rendre de grands services. Les sources ferrugineuses de Lardy ou de Mesdames à Vichy, les sources Chloé et Marie à Vals devront être préférées. La présence d'un sel de fer dans ces sources doit nécessairement les rendre plus actives; et d'un autre côté, moins riches en principes alcalins, elles sont mieux supportées par l'estomac et risquent moins de déterminer l'anémie qui est, dit-on, la conséquence de tout traitement un peu prolongé par le bicarbonate de soude; on sait en effet que ce sel jouit d'une propriété fluidifiante sur le liquide sanguin. Du reste, les eaux de cette classe ne doivent pas être administrées à haute dose; car, comme le fait observer Chomel dans son traité de la dyspepsie, rarement l'estomac peut recevoir et digérer sans fatigue une grande quantité d'eau. Les bains tièdes peuvent rendre de grands services, soit en calmant la susceptibilité de l'estomac et du ventre, soit aussi en rétablissant les fonctions de la peau si souvent troublées dans la chloro-anémie. Les douches administrées le long de la colonne vertébrale en déterminant une stimulation salutaire du système nerveux, peuvent agir efficacement contre la chlorose et par une action reflexe, faire cesser les troubles gastriques ou intestinaux.

Les eaux bicarbonatées sodiques fortes (Vichy, Vals) ne doivent point être employées chez les personnes irritables, les femmes hystériques, etc. On doit alors préférer les sources faibles (Ems, Saint-Nectaire, Saint-Alban, Andabre) qui donneront d'excellents résultats, lors même que des douleurs névralgiques vives compliqueraient l'affection intestinale. Il faut cependant les administrer avec ménagement, de manière à éviter une surexcitation qui serait toujours fâcheuse.

Cette surexcitation est certainement moins à redouter en faisant usage des eaux bicarbonatées, calcaires ou mixtes (Condillac, Ussat, Pougues, Saint-Galmier, Néris, Lamalou, Evian, Royat, Neyrac, Plombières). Bien supportées par les estomacs malades, elles remettent en général promptement les organes digestifs dans les meilleures conditions possibles de fonctionnement.

Les eaux sulfatées mixtes, calcaires et magnésiennes (Bagnères-de-Bigorre, Dax, Saint-Amand, Euzet), rendues alcalines par une certaine proportion de bicarbonate terreux, peuvent aussi être conseillées avec avantage, surtout s'il existe un peu de constipation. Car leur action diffère des précédentes en ce qu'elles déterminent souvent une légère excitation salutaire de la muqueuse intestinale.

Si l'embarras gastro-intestinal est très prononcé, la langue épaisse, large et saburrale, si la constipation est opiniâtre, s'il existe des hémorrhoïdes et que du reste il n'y ait pas de douleurs vives névralgiques, que le malade ne soit pas doué d'une constitution irritable ; en un mot, s'il y a simplement embarras gastrique et atonie des organes digestifs, les eaux sulfatées sodiques ou magnésiennes (Sedlitz, Pullna, Marienbad), en sti-

mulant doucement la muqueuse intestinale, y déterminent une secrétion plus abondante, font cesser la
constipation, produisent une amélioration marquée
dans les fonctions digestives, l'augmentation de l'ap-
pétit et par suite une nutrition plus parfaite. Cependant
on doit être prudent dans leur administration, et l'usage
ne doit pas en être trop longtemps continué ; car alors
elles agiraient en diminuant la plasticité du sang, relâ-
chant et affaiblissant la fibre musculaire, et par conséquent on arriverait en voulant parer à une complication
à aggraver l'état morbide principal.

Les eaux chlorurées sodiques (Balaruc, Nieder-
bronn), par leur effet laxatif, par la tonicité momentanée qu'elles donnent aux organes digestifs, ont une
grande analogie d'action avec les eaux sulfatées sodiques ou magnésiennes. Mais, plus excitantes que ces
dernières, elles sont contre-indiquées toutes les fois
que la dyspepsie est liée à un état nerveux de l'estomac
ou des intestins.

Il n'est peut-être pas de cas où l'emploi des eaux
acidules ferrugineuses (Andabre , Lamalou source
Capus, Orezza, Spa, Forges, Bussang) soit mieux indiqué que dans la dyspepsie des chlorotiques. Parfaitement tolérées par l'estomac, ces sources ont un avantage inappréciable sur les eaux des autres classes, à
cause des effets toniques beaucoup plus prononcés
qu'elles produisent. L'usage peut en être longtemps
continué sans inconvénients. Au contraire, plus le traitement se prolonge, plus la reconstitution est complète
et durable. Les sources minéralisées par le sulfate de

fer (Passy, Auteuil, Cransac, Alais sources de Daniel et sources du pont de fer) peuvent aussi trouver leur application dans les cas où il existe de la constipation, si la susceptibilité des organes digestifs n'en vient pas contre-indiquer l'usage.

Gastralgie. — La gastralgie et la gastro-entéralgie, si elles existent concurremment avec la dyspepsie, doivent faire varier les indications. C'est surtout dans cette forme de la maladie qu'il faut insister sur le traitement externe ; et si, pour le traitement interne, les eaux alcalines ferrugineuses faibles doivent en général être préférées, il faut choisir parmi ces sources des établissements qui présentent une installation balnéaire assez complète pour pouvoir administrer en même temps soit des bains tièdes, soit des douches. Les douches, par leur effet topique, révulsif ou dérivatif, tendent à rappeler la chaleur à la périphérie et à rétablir l'équilibre dans l'influx nerveux.

Il est beaucoup de gastralgiques chlorotiques dont l'estomac ne saurait tolérer une eau franchement ferrugineuse ou dont la maladie s'aggraverait sous l'influence d'une eau alcaline sodique. Alors les eaux bicarbonatées calciques ou mixtes, les eaux sulfatées mixtes avec excès d'acide carbonique peuvent être très utiles ; mais, contrairement à ce qui s'y pratique généralement pour les autres états morbides, elles doivent être bues à faible dose, au moins au début, et être aidées dans leur action soit par l'usage de bains tièdes, soit par des lotions froides suivies de frictions énergiques, soit, suivant les cas, par des douches froides ou écossaises pratiquées sur les extrémités inférieures et le long de la colonne vertébrale. L'effet de ces eaux est en général franchement sédatif en même temps que reconstitutif.

Gastro-entérite. — Lorsque chez une chlorotique, il se développe une phlegmasie chronique du tube digestif, la maladie gastro-intestinale paraît subir sous l'influence de l'état chloro-anémique certaines modifications qui ont déjà été signalées par MM. Trousseau et Pidoux. Ces observateurs ont démontré que cette sorte de gastro-entérite ne devait point être traitée comme une phlegmasie ordinaire. L'état de faiblesse et de, langueur de tout le système s'y oppose formellement.

Les principaux symptômes de cette complication de la chlorose sont les suivants : langue en général saburrale à la base, rouge à la pointe qui est souvent parsemée de petits boutons à peine visibles, mais très douloureux. Anorexie ; douleurs à l'épigastre, surtout pendant les digestions; douleurs abdominales constantes, ayant principalement leur siége dans la fosse iliaque droite; diarrhée habituelle, ou alternatives de diarrhée et de constipation.

Les eaux bicarbonatées calcaires ou mixtes, les eaux sulfatées mixtes alcalines ont ici une spécialité d'action sérieuse, bien définie, nettement formulée. Parfaitement tolérées par les organes digestifs enflammés, elles font cesser rapidement tous les accidents gastriques, surtout lorsqu'on administre avec l'eau en boisson à faible dose des bains tièdes assez prolongés. Ces eaux ont aussi une influence très salutaire et très prompte contre ces diarrhées séreuses atoniques qui ne s'accompagnent d'aucune douleur, mais qui se trouvent le plus souvent liées à un état chloro-anémique très prononcé. La plupart de ces sources contiennent une proportion notable de fer et peuvent par conséquent remplir dans les cas dont il s'agit les trois indications principales qui se présentent :

1° Calmer l'irritabilité nerveuse générale ;

2° Tonifier l'économie et les organes digestifs ;

3° Calmer l'inflammation localisée sur le tube intestinal.

Les eaux ferrugineuses alcalines, dont la plupart contiennent une assez forte proportion d'éléments calciques, paraissent agir à peu près de la même façon. Mais l'effet tonique est bien plus prononcé et l'action sédative est au contraire moins accentuée.

La plupart des eaux bicarbonatées sodiques, surtout les fortes, ne conviennent guère qu'autant qu'elles ne seront point administrées à l'intérieur. Cependant on peut retirer de bons effets des eaux faibles d'Ems, d'Andabre, de Saint-Alban, qui contiennent aussi une certaine proportion de principes ferrugineux.

Lorsque les symptômes inflammatoires sont peu marqués, que les douleurs abdominales sont nulles ou presque nulles, les eaux sulfatées sodiques ou magnésiennes et les eaux chlorurées faibles peuvent être utilisées avec avantage, à la condition toutefois d'être administrées à très faible dose.

On ne doit conseiller les eaux sulfurées que lorsque la maladie intestinale peut être regardée comme étant la manifestation d'une diathèse herpétique : et encore ne doit-on choisir dans ce cas que les sources sulfurées faibles, facilement digestibles, et dont l'action excitante soit nulle ou presque nulle.

Etat muqueux général. — Cette complication de la chloro-anémie que nous n'avons vu décrite nulle part, au moins à ce titre, se rencontre néanmoins assez fréquemment pour attirer l'attention des praticiens. Nous ne savons si, dans une nosologie bien faite, on lui donnerait une place après les autres maladies du tube digestif; mais comme les troubles de cet appareil sont surtout dominants nous avons cru devoir la décrire ici. Elle est caractérisée par une irritation catarrhale de presque toutes les muqueuses de l'économie, est engendrée assez fréquemment par un état chlorotique, et dans tous les cas conduit fatalement la femme qui en est atteinte à la chloro-anémie. Elle paraît aussi très souvent être la manifestation interne d'une diathèse herpétique.

Voici quels sont les principaux symptômes de cette affection.

Les lèvres d'un rouge vif contrastent avec la pâleur habituelle de la face ; la langue, recouverte au début d'un enduit blanchâtre très épais, se dépouille après quelques jours et laisse détacher de sa surface comme des débris de fausses membranes : elle apparaît alors d'une rougeur uniforme tantôt sèche, mais le plus souvent humide; toute la cavité buccale est d'un rouge vif interrompu quelquefois par des boutons aphteux; les gencives sont rouges et congestionnées, elles saignent facilement. Les digestions longues et laborieuses donnent lieu à une douleur gravative à l'épigastre. Demi-heure ou une heure environ après les repas, quelquefois plus tôt, il survient d'abord un frisson général qui est bientôt suivi d'une sensation de chaleur faisant place à son tour à une sueur profuse assez abondante. Tant que dure la digestion intestinale, le ventre plus ou moins météorisé est le siége de douleurs légères très mobiles, mais occupant le plus souvent la région cœcale et la portion ascendante du colon. Il existe une constipation opiniâtre, et il arrive fréquemment que des débris de fausses membranes sont expulsés en même temps que les matières fécales durcies. Dès que la digestion est terminée tout rentre dans l'ordre, la malade n'accuse plus aucune douleur ni à l'épigastre ni au ventre qui a repris sa souplesse normale.

Les fonctions digestives ne sont pas les seules troublées. L'utérus est le siége d'un catarrhe intense qui se traduit par des douleurs plus ou moins vives à l'hypogastre et à la région sacrée et par un écoulement muqueux ou muco-purulent très abondant. La muqueuse du vagin et celle de l'urètre sont vivement irritées et secrètent aussi en abondance du muco-pus. Les urines sont rares, colorées, sédimenteuses et déterminent par leur passage dans le canal de l'urètre une cuisson très intense. La menstruation, très peu

abondante, est souvent irrégulière et toujours dou-
loureuse.

Ces troubles sont constants et se remarquent dans
tous les cas avec une intensité variable, il est vrai, et il
s'en faut qu'ils soient toujours aussi nettement dessinés.

Mais les accidents qui surviennent soit du côté de la
muqueuse pulmonaire, soit du côté des autres muqueuses sont en général bien moins accentués, ou
manquent fréquemment. C'est ainsi que dans quelques
cas on observe un état catarrhal des bronches se tra-
duisant par une toux légère peu fatigante, par l'expuï-
tion facile de quelques crachats muqueux et par quelques râles muqueux ou sous-crépitants disséminés çà
et là dans toute l'étendue de la poitrine; que la con-
jonctive palpébrale est plus rouge, plus congestionnée
qu'à l'état normal, sans cependant donner lieu à aucune
sécrétion apparente.

Au milieu de tous ces désordres, la susceptibilité
nerveuse est seule exaltée à un haut degré; mais on
note une intégrité parfaite des organes de la circulation qui se trouve en général en dessous du rhythme
normal; et on ne les croirait pas atteints si ce n'était
le bruit de souffle que l'on constate à la région précor-
diale et dans les carotides. Si cependant la malade
veut se livrer à une marche un peu longue ou un peu
rapide, ou veut monter un escalier, il survient alors
quelques palpitations qui se calment promptement.

Il s'en faut que les symptômes que nous venons de
décrire aient toujours la même intensité; mais ils n'en
constituent pas moins une complication très tenace,

très rebelle, et d'autant plus désagréable qu'elle contre-indique formellement la médication ferrugineuse. Et en dehors des eaux minérales, les toniques amers seuls peuvent être utilisés (quina, colombo, quassia amara, quelquefois rhubarbe, etc.).

La susceptibilité extrême du système nerveux, et en particulier des organes digestifs, doit nécessairement faire rejeter l'emploi des eaux minérales trop excitantes. Les sources hyposthénisantes seules doivent convenir et les succès assez nombreux que nous avons obtenus à Euzet (légèrement sulfurées et sulfatées calcaires alcalines), nous font supposer que toutes les eaux à base de chaux, mais facilement digestibles, doivent réussir dans cette complication. L'efficacité des eaux d'Euzet contre les affections franchement catarrhales, et contre certaines névropathies, nous faisaient espérer qu'elles seraient parfaitement appropriées à l'état morbide que nous venons de décrire. Nos espérances n'ont point été trompées, et le traitement minéral a fait le plus souvent promptement justice de cette sorte d'état muqueux général qui, outre qu'il entretenait la faiblesse et l'hyperesthésie, empêchait d'instituer un traitement approprié à l'état chlorotique.

Il semble que dans certains cas où le catarrhe général n'est pas très intense et où l'irritabilité nerveuse n'est pas extrême, on pourrait peut-être employer avec succès les sources faibles chlorurées ou bicarbonatées sodiques. Mais les eaux alcalines ferrugineuses calciques ou sodo-calciques nous paraissent préférables.

Quant aux sources fortes ferrugineuses, et à la plupart des eaux sulfurées fortes, nous croyons qu'il est prudent de s'en abstenir complètement à cause de la surexcitation inévitable qu'elles déterminent. Au contraire, les eaux sulfurées faibles et les sulfureuses dégénérées doivent donner d'excellents résultats.

L'hydrothérapie peut être conseillée avec avantage. C'est ainsi qu'à Euzet le traitement interne a toujours été aidé soit par des lotions froides sur tout le corps, soit par des bains frais dont la température a été abaissée graduellement de 30° à 25° centigrades. Des injections vaginales froides et des lavements froids avaient été aussi prescrits comme adjuvants du traitement principal.

MALADIES DES ORGANES DE LA RESPIRATION.

Le catarrhe bronchique, l'asthme, la pneumonie chronique peuvent certainement coïncider avec un état chloro-anémique plus ou moins prononcé. Mais la chlorose qui dans ces complications ne joue qu'un rôle très accessoire n'entre pour ainsi dire pas en ligne de compte pour le choix d'une station minérale, et les indications principales seront toujours fournies par les symptômes observés du côté des organes de la respiration.

Phthisie pulmonaire. — La complication la plus grave de la chlorose est sans contredit la phthisie pulmonaire. Nous n'entendons point parler ici de la phthisie confirmée, arrivée à la période de ramollissement, car dans ce cas évidemment les indications thérapeutiques sont toutes tracées, et ce serait sortir de notre sujet que de les exposer dans ce travail. Nous ne pouvons avoir en vue que cet état chlorotique particulier que M. Trousseau désigne sous le nom de *fausse chlorose*, et qui, suivant ce professeur, ne serait que la période d'incubation de la phthisie tuberculeuse. Et encore devons-nous ici distinguer deux cas :

1º Si à l'état chlorotique apparent se joignent déjà quelques symptômes tels que toux sèche, continuelle, fatigante, s'il existe un peu de chaleur ou d'irritation du côté de la poitrine, si des signes stéthoscopiques même douteux se montrent déjà, il est clair que l'on a affaire, non point à une chlorose, mais bien à une phthisie commençante : c'est une *fausse chlorose* dans la véritable acception du mot. Les troubles occasionnés par la présence des tubercules dans les poumons ont déterminé l'altération du sang et par suite la chlorose. Ces cas sont fréquents dans la pratique, et quoique nous n'ayons pas non plus à nous en occuper ici, nous devions cependant les mentionner d'une manière spéciale pour attirer sur eux l'attention des praticiens. Il est une remarque de la plus grande importance que nous n'avons vue signalée nulle part, c'est que la *fausse chlorose* se distingue de la vraie, soit par l'absence complète du bruit de souffle ou du bruit de diable, soit parce que ces symptômes sont généralement peu marqués et ne sont point du tout en rapport avec l'intensité apparente de la maladie ;

2° Il arrive souvent que la chlorose s'établit dans un organisme où il est impossible de remarquer aucun signe apparent de *tuberculose*; que malgré les traitements ferrugineux les mieux entendus, elle reparaît avec une tenacité remarquable, et qu'après avoir persisté durant deux ou trois ans, quelquefois plusieurs années, la maladie se transforme rapidement en phthisie à marche plus ou moins prompte qui emporte le malade en un temps très court. Aucun signe, aucun symptôme ne pouvait faire soupçonner l'invasion de l'affection tuberculeuse. Dans ces cas, nous pensons avec le professeur Bouchardat (voir supplément à l'annuaire de thérapeutique de 1861) que l'état d'allanguissement, de faiblesse dans lequel s'est maintenu l'organisme pendant une longue période, a pu déterminer l'apparition des tubercules. Ici la phthisie est la conséquence de la chlorose, et le traitement ferrugineux n'a pas, comme on serait porté à le croire, occasionné la maladie de la poitrine; mais il a prouvé une fois de plus son impuissance contre les chloroses graves. Certainement il faut admettre alors que la chlorose a mis en activité une prédisposition tuberculeuse latente, héréditaire ou acquise.

Quoi qu'il en soit, toutes les fois qu'il se présente à l'observation une chloro-anémie grave, remontant déjà à plusieurs années, chez une personne jeune à tempérament lymphatique ou nerveux, on a tout lieu de redouter l'invasion prochaine d'une affection tuberculeuse de la poitrine, surtout s'il existe en outre des antécédents héréditaires. Un régime tonique et analeptique, l'exercice modéré, l'habitation en un lieu sec et aéré, en un mot les règles hygiéniques déjà posées précédemment doivent être strictement observées, et comme traitement médical les eaux sulfurées sodiques ou calciques qui ont une action élective sur les organes de la respiration doivent être prescrites. S'il n'existe aucun signe de congestion bronchique ou pulmonaire, on devra préférer les eaux sulfurées sodiques telles que Cauterets, Luchon, ou les eaux sulfurées sodo-calciques de Bonnes. Si, au contraire, il y a déjà quelques signes de catarrhe bronchique ou d'engorgement pulmonaire, on doit choisir de préférence les eaux sulfurées calciques ou sulphydriquées (Enghien, Pierrefond, Allevard, Euzet, etc.) qui, par leur action plus franchement sédative sur l'appareil pulmonaire, risquent moins de hâter la fonte tuberculeuse imminente, et qui, par conséquent, peuvent mieux que les autres résoudre l'engorgement du poumon et favoriser la résorption des tubercules.

Les bains de mer et les eaux chlorurées sodiques fortes doivent être proscrits toutes les fois que certains troubles se manifestent déjà du côté de la poitrine. Au contraire, les bains de mer, par leur effet hydrothérapique, par les conditions nouvelles où se trouvent placés les malades qui respirent l'air pur et vivifiant de la mer, peuvent rendre de grands services dans les cas où aucun trouble pulmonaire n'est encore survenu. L'hémoptysie, qui est souvent le symptôme initial de la tuberculose, est une contre-indication formelle à l'usage des eaux de mer.

Les eaux sulfatées calcaires, surtout celles qui sont de facile digestion, peuvent être aussi utilisées dans cette complication de la chlorose. Elles exercent sur la poitrine une action manifeste qu'il n'est plus permis de révoquer en doute depuis les travaux de MM. Pétrequin et Socquet, redonnent aux organes la vitalité qui leur faisait défaut, régularisent la nutrition, et font cesser toute complication catarrhale, s'il en existe.

Nous ne devons point passer sous silence quelques eaux minérales qui doivent à la présence d'une quantité appréciable d'iode et de soufre une certaine spécialité d'action dans le cas particulier dont il s'agit : ce sont les eaux iodurées sulfurées de Marlioz, Bondonneau, Gréoulx, les Camoins, etc.

Que dire ici des eaux ferrugineuses? D'une part les idées de MM. Trousseau et autres qui considèrent les préparations martiales comme nuisibles en pareil cas, d'autre part l'action restreinte que nous avons accordée au traitement ferrugineux, doivent faire regarder les eaux de cette classe comme pouvant présenter quelque danger et comme étant toujours insuffisantes.

MALADIES DES ORGANES DE LA CIRCULATION.

Les palpitations peuvent acquérir dans la chlorose un degré d'intensité tel que ce symptôme absorbe complètement l'attention de la malade. Si elles sont purement nerveuses, elles ne modifieront pas sensiblement l'indication thérapeutique et diminueront d'intensité à mesure que disparaîtra graduellement l'état morbide principal. Mais s'il y a hypertrophie et amincissement des parois ventriculaires, on devra se garder d'employer des eaux trop excitantes et choisir de préférence les eaux alcalines ferrugineuses, les eaux bicarbonatées et sulfatées calciques. On sait en effet que les sources minéralisées par la chaux ont une double action sédative et tonique, et que presque toutes les sources ferrugineuses contiennent aussi une forte proportion de cet alcali terreux qui les fait participer à l'action calmante des eaux franchement calcaires.

Fièvre. — La fièvre ne survient que très exceptionnellement dans le cours de la chlorose, et ce n'est guère que sur la fin de la maladie qu'elle se montre d'une manière continue. Elle est dans tous les cas une contre-indication formelle à l'emploi d'un traitement minéral quelconque.

Congestions passives. — On observe fréquemment liées à la chloro-anémie, des inflammations chroniques ou congestions passives de certains organes, augmentant d'intensité avec la maladie principale. Ces sortes d'états fluxionnaires caractérisés par une stase sanguine dans les capillaires, doivent se rattacher à une diminution dans la tonicité de ces vaisseaux. A mesure que les forces augmentent les mouvements congestifs vers l'organe souffrant tendent à diminuer. Ils n'exigent du reste en général aucun traitement spécial, à moins que, comme dans les cas de congestion cérébrale, ils n'aient déterminé des troubles permanents tels que la paralysie. Les douches employées tantôt comme révulsives ou dérivatives, tantôt comme stimulantes, peuvent alors concourir avec le traitement général à la disparition de l'état morbide accidentel.

Engorgements séreux. — Nous ne devons rien dire ici de l'œdème des extrémités et des divers engorgements séreux qui se remarquent maintes fois dans la chloro-anémie, parce que ce genre de complications ne fournit aucune indication spéciale et disparaît spontanément, à mesure que l'organisme recouvre l'énergie et la tonicité qui lui faisaient défaut.

MALADIES DES ORGANES DE LA GÉNÉRATION.

Parmi les symptômes fournis par les organes génitaux dans l'affection chlorotique, il en est qui ont plus spécialement attiré l'attention des observateurs : ce sont les troubles de la menstruation qui se traduisent soit par la dysménorrhée ou l'aménorrhée, soit par la ménorrhagie.

La dysménorrhée et l'aménorrhée ont une médiocre importance au point de vue du traitement minéral : presque toutes les eaux tendent à favoriser le retour des règles et à calmer les douleurs qui précèdent ou accompagnent l'époque cataméniale. Et n'exerceraient-

elles aucune action directe sur l'organe utérin, qu'en
fortifiant la constitution, en rétablissant la vitalité
affaiblie, elles agissent indirectement sur toutes les
fonctions et par suite sur la menstruation qui s'établit
et se régularise.

S'il y a ménorrhagie, il ne faut employer les eaux
excitantes qu'avec précaution et éviter toutes les pratiques balnéaires qui tendraient à congestionner l'utérus, et par suite à favoriser l'écoulement du sang.
Cette complication ne se rencontre en général que
quand l'anémie est très prononcée et que le sang trop
fluide transsude avec facilité à travers les parois. C'est
aussi dans les mêmes circonstances que l'on remarque
diverses autres hémorrhagies telles que épistaxis, hé-
matémèse et hémoptysie sans lésion organique de l'estomac ou du poumon, etc. Le traitement minéral, aidé
de quelques pratiques hydrothérapiques, en fortifiant
la constitution, en rendant au sang sa composition
normale fait naturellement cesser toutes ces hémorrhagies.

Les sources froides doivent toujours être préférées,
et parmi elles, celles qui sont franchement toniques,
comme les ferrugineuses acidules, les bicarbonatées
calciques ou mixtes, les sulfatées mixtes qui presque
toutes contiennent une plus ou moins grande quantité
de fer.

Si la ménorrhagie est symptômatique d'une lésion du
col de l'utérus (engorgement, granulations, ulcération)
ou d'une métrite chronique, le traitement devra subir
quelques modifications que nous ferons connaître dans
le paragraphe suivant.

La leucorrhée chlorotique se montre en général sur des sujets affaiblis, énervés soit par suite des effets d'une cause débilitante dont l'action a été longtemps continuée, soit par suite des souffrances nerveuses qu'ils ont supportées. Aussi la gastralgie est-elle une des causes les plus puissantes de la leucorrhée qui entretient et aggrave à son tour la souffrance des organes digestifs.

Quand l'écoulement est récent, peu abondant, qu'il n'existe aucune lésion de l'utérus, il n'exige aucun traitement spécial. Mais s'il dure depuis longtemps, qu'il se montre surtout avec une certaine abondance et qu'il détermine un peu de douleur utérine, c'est qu'il est lié à des granulations, à l'ulcération ou à l'engorgement du col utérin. Enfin si, au lieu d'être simplement muqueuse, la leucorrhée est constituée par un liquide muco-purulent, qu'il y ait des douleurs lombaires hypogastriques ou vaginales assez vives, c'est qu'alors elle est déterminée par un véritable catarrhe aigu ou subaigu de l'utérus et de ses annexes.

Le catarrhe utérin, surtout lorsqu'il se présente avec un certain degré d'acuité, demande à être traité avec ménagements. Ce n'est que près des sources sulfurées sodiques faibles (Saint-Sauveur, Ax), près de quelques sources sulfurées calciques (Enghien, Allevard), qu'on doit envoyer les malades qui en sont atteintes. Mais les bicarbonatées ferrugineuses (Andabre, Lamalou-Capus, Pougues, Spa, etc.), certaines sources de Vals, les sources à base de chaux et de magnésie (Ussat, Evian, Euzet, Neyrac, etc.), devront être préférées. Tout le traitement doit consister presque exclusivement en bains tempérés, irrigations ou injections froides ou presque froides. Les douches internes ou externes pratiquées sur l'utérus ou dans son voisinage, ne peuvent être que nuisibles. Nous devons cependant en excepter la douche ascendante rectale qui, en vidant l'intestin dans les cas fréquents qui se compliquent de constipation, tend à produire un soulagement immédiat.

Dans les cas d'ulcération ou de granulations du col utérin, le traitement minéral n'est plus qu'un adjuvant au point de vue de la lésion locale, qui doit être surtout traitée par divers topiques et en particulier par les cautérisations, soit avec le fer rouge, soit avec le nitrate d'argent ou le nitrate acide de mercure.

Quand l'engorgement utérin est déjà ancien, qu'il a perdu cette rougeur, cette dureté, cette rénittence, indices certains d'un état phlogistique plus ou moins prononcé, que le sujet présente plutôt les caractères du tempérament lymphatique que ceux du tempérament nerveux, il peut être sans contredit utile de déterminer une légère stimulation du côté de l'utérus. Les sources bicarbonatées sodiques fortes (Vichy, Vals, etc.), les sulfurées fortes (Enghien, Luchon, Allevard, Uriage, etc.), les bains de mer pourront mieux que les autres devenir les agents de cette médication substitutive. C'est aussi dans cette circonstance que l'on peut avoir recours aux douches vaginales à jet direct mais peu énergique. Elles agissent alors en développant une véritable inflammation curative qui doit cependant être contenue dans de certaines limites. Aussi doit-on suspendre cette médication au moindre signe d'aggravation.

COMPLICATIONS DIATHÉSIQUES DE LA CHLOROSE.

Parmi les maladies diathésiques qui peuvent se compliquer d'un état chlorotique plus ou moins prononcé, il en est deux qui doivent surtout attirer l'attention, ce sont : la diathèse herpétique et la diathèse rhumatismale.

Les accidents morbides les plus variés peuvent être la conséquence de la disparition d'un exanthème cutané. Chez les personnes à constitution délicate impressionnable, à tempérament nerveux, chez les femmes et les jeunes filles par exemple, cette disparition donne lieu fréquemment à des névropathies diverses, à des troubles généraux, à des symptômes du côté de l'estomac, de l'utérus, etc., tels qu'on les observe dans la chloro-anémie. Quand, par les antécédents morbides directs ou héréditaires, on peut établir l'existence latente de ce vice herpétique, lors même que les troubles nerveux observés paraîtraient indiquer l'usage des eaux hyposthénisantes, il vaut mieux employer des eaux plus énergiques et plus particulièrement applicables à la diathèse qui nous occupe. M. G. Astrié, dans son excellent livre sur la médication thermale appliquée au traitement des maladies chroniques, formule très nettement cette opinion (pages 129, 130).

M. le docteur Fontan partage aussi la même manière de voir, et sous le nom commun d'herpétisme, il comprend des névralgies, gastralgies, etc., qui semblent se lier à des antécédents herpétiques ou exister concurremment avec eux. Du reste, ce principe est admis sans contestation par la plupart des médecins qui se sont occupés d'eaux minérales.

Une des plus fâcheuses complications de l'état chlorotique, c'est sans contredit la diathèse rhumatismale. En effet, le rhumatisme exige presque toujours pour son traitement des eaux à température élevée. Les étuves, les douches de vapeurs, les douches chaudes sont, avec les bains à 36°-40°, les seuls moyens efficaces à employer contre cette affection. Or, tous ces moyens doivent être proscrits dans la chloro-anémie qui ne se trouve bien que de bains frais, de lotions ou d'immersions froides, de douches froides, etc. Mais il est possible de combiner un traitement mixte qui, quoique presque exclusivement dirigé contre le rhumatisme, ne sera pas sans utilité contre la chloro-anémie elle-même.

L'étuve ou la douche de vapeur suivie de l'immersion dans l'eau froide n'a pas les effets excitants et surtout affaiblissants qu'on lui reproche lorsqu'elle est administrée seule, et de plus elle agit au moins aussi efficacement contre le rhumatisme lui-même. L'immersion froide redonne à la peau la tonicité nécessaire pour réagir contre les agents extérieurs, et en régularisé aussi les fonctions presque toujours troublées dans la chlorose.

Dans le cas qui nous occupe, peu importe la nature chimique de l'eau minérale; l'essentiel c'est que l'établissement où l'on dirigera la malade soit pourvu de tous les appareils nécessaires pour pouvoir instituer le traitement indiqué ci-dessus. Cependant on devra choisir de préférence les sources minérales peu excitantes et qui par leur effet sur le tube intestinal tendent à rétablir les digestions, et par suite toutes les fonctions de nutrition plus ou moins atteintes dans l'état chloro-anémique.

CONCLUSIONS.

La chlorose est une névropathie ayant primitivement
son siége dans le système du grand sympathique, et
déterminant secondairement des troubles de la digestion, de la circulation, de la menstruation.

Comme la nutrition dans la chlorose ne s'effectue
plus d'une manière normale, cet état morbide doit
nécessairement se lier presque dès le début à un état
anémique plus ou moins prononcé. L'anémie chlorotique ne saurait être considérée comme une complication, pas plus que l'anémie liée à la phthisie pulmonaire, à la syphilis et aux autres diathèses; c'est un
élément de la maladie, rien de plus.

Les préparations ferrugineuses n'ont d'autre effet
dans la chlorose que d'empêcher l'appauvrissement du

sang quand il n'existe pas encore, ou de reconstituer ce liquide quand il est déjà appauvri. Cependant lorsque ces agents pharmaceutiques sont longtemps continués, en maintenant la composition normale du sang, ils peuvent atténuer dans de certaines limites les troubles nerveux qui deviendraient à coup sûr plus intenses si l'anémie se produisait, et par conséquent ils peuvent ainsi, par une action indirecte, guérir quelquefois la chlorose.

Dans toute chlorose grave, il y a toujours deux indications à remplir :

1° Agir sur le système nerveux de façon à ramener ses fonctions au type physiologique ;

2° Empêcher la déglobulisation du sang ou reconstituer ce liquide.

Le fer ne remplissant que la seconde indication est le plus souvent impuissant contre la chlorose. Les eaux martiales elles-mêmes, quoique pouvant agir plus directement sur le système nerveux, présentent néanmoins en général une médication trop spéciale, trop exclusivement ferrugineuse. Mais beaucoup d'autres sources minérales contenant une proportion sensible d'éléments ferrugineux et pouvant, par les autres combinaisons salines qu'elles tiennent en dissolution, s'adresser plus efficacement aux symptômes dominants de la maladie, à certaines complications, possédant, du reste, tous les moyens balnéaires ou hydrothérapiques convenables, atteignent mieux le double but qu'on se propose. On ne doit pas ici perdre de vue que le traitement hygiénique est le plus important et que les sources minérales réunissent en général les conditions d'altitude, d'aération, d'habitation, de genre de vie que l'on doit principalement rechercher.

La chlorose simple guérit donc indifféremment à toutes les stations thermales. Cependant il nous semble ressortir de l'étude à laquelle nous venons de nous livrer, que les eaux bicarbonatées calcaires ou mixtes, les eaux sulfatées mixtes et les eaux alcalines ferrugineuses, doivent être préférées. La plupart de ces sources paraissent, en effet, jouir d'une certaine action spéciale dans un grand nombre de maladies nerveuses.

Les états chlorotiques où l'anémie domine, qui se sont développés sur un sujet à fibre molle, à tempérament lymphatique, ceux où les symptômes gastriques sont caractérisés par un défaut de vitalité, une atonie profonde des organes digestifs, ceux qui sont compliqués d'engorgement indolent de certains organes, d'herpétisme ou de scrofule, se trouveront en général mieux de l'usage des eaux bicarbonatées sodiques fortes, des eaux sulfatées ferrugineuses, des sulfurées et des chlorurées sodiques riches, telles que les eaux de mer.

Au contraire, les chloroses liées à des névropathies diverses, à des inflammations chroniques du tube digestif, celles où la souffrance de l'économie se traduit par un état catarrhal plus ou moins intense des diverses muqueuses, réclameront l'emploi des sources faibles des diverses classes, et en particulier des eaux bicarbonatées et sulfatées calciques ou mixtes, (calciques et magnésiennes), ou encore des eaux alcalines ferrugineuses, des sulfurées faibles et des sulfureuses dégénérées.

TABLE DES MATIÈRES.

9 782013 682763